URGESCHMACK EINSTIEG

Der Grundstein für müheloses Abnehmen, mehr Energie und genussvolles Essen

Felix Olschewski

www.urgeschmack.de

www.urgeschmack.de

Urgeschmack Einstieg:
Der Grundstein für müheloses Abnehmen,
mehr Energie und genussvolles Essen

Dieses Buch ist kein ärztlicher Rat und es ersetzt keinen solchen.

1. Auflage, September 2014

Herstellung und Verlag: BoD - Books on Demand, Norderstedt
ISBN 978-3-7357-5853-8

Bibliografische Information der Deutschen Nationalbibliothek
Die Deutsche Nationalbibliothek verzeichnet diese Publikation in der Deutschen Nationalbibliografie; detaillierte bibliografische Daten sind im Internet über dnb.d-nb.de abrufbar.

Inhaltsverzeichnis

Vorwort und Hinweise

Warum Urgeschmack? Warum dieses Buch?

Urgeschmack ist keine Diät. Stattdessen ist es Ihr persönlicher Weg zu gesunder Ernährung. Statt Listen und Verboten gibt Urgeschmack Ihnen ein einfaches Werkzeug an die Hand: Wissen. Damit können sie in Topform kommen, das Essen genießen und mühelos die volle Kontrolle über ihre Ernährung erhalten.

Urgeschmack legt Wert auf Genuss, Gesundheit und Nachhaltigkeit. All dies kann nur funktionieren, wenn es alltagstauglich ist. In diesem Buch finden Sie daher neben dem nötigen Gewusst-wie auch einfache Rezepte, eine Einkaufsliste und Tipps für den Einstieg – so wenig wie möglich und so viel wie nötig, zusammengefasst auf 50 Seiten.

So wenig wie möglich, so viel wie nötig

Mit diesem Buch möchte ich allen Interessierten die Ernährungsumstellung und den Einstieg in Urgeschmack so einfach wie möglich gestalten. Deswegen fasse ich mich hier kurz.

Auf der folgenden Seite sehen Sie, dass sich scheinbar alles in wenigen Zeilen zusammenfassen lässt. Jedoch leidet unter solchen Vereinfachungen die Präzision und oft bleiben Fragen offen. Deswegen finden Sie in diesem Buch das Nötigste für den Einstieg. Für alles Weitere finden Sie Verweise auf frei zugängliche Artikel bei urgeschmack.de. Weiterführende Informationen und Quellen sind wichtig, doch sie strecken den Text und erschweren das zügige Erfassen aller wesentlichen Informationen. *So wenig wie möglich, so viel wie nötig:* Es ist eine Gratwanderung zwischen Informationsüberfluss und Übervereinfachung.

Dieses Buch ist Ihnen, meinen Lesern gewidmet. Es ist mir ein Privileg, so vielen von Ihnen helfen zu können und zu dürfen. Vielen Dank! Ihnen wünsche ich von Herzen viel Erfolg beim Erreichen Ihrer Ziele.

Besonderer Dank gilt David Altmann, Constantin Gonzalez Schmitz, Marko Hoffmann und Sven Kallinich für ihre Verbesserungsvorschläge zu diesem Buch.

Für wen ist dieses Buch?

- Für alle, die sich genussvoll, gesund und nachhaltig ernähren möchten.
- Für alle, die sich die Informationen zum Einstieg auf urgeschmack.de in zusammengefasster Form als Buch wünschen.
- Für alle, die klare Anweisungen, konkrete Hinweise, Rezepte und eine Einkaufsliste sowie ein paar Tipps für den Einstieg suchen.
- Für alle, die mehr als das Minimum über ihre Ernährungsumstellung, jedoch auch nicht viel zu viel wissen möchten.

Die Zusammenfassung auf einer Seite

Ich möchte es Ihnen so einfach wie möglich machen. Auf dieser Seite finden Sie den Versuch einer Zusammenfassung dieses Buches in mehreren, progressiv detaillierteren Schritten.

1. Nur echte Lebensmittel essen.

2. Essen Sie viel Gemüse, Fleisch, Fisch, Eier, Obst in Maßen, ein paar Nüsse und Samen, wenig Stärke, keinen Zucker, keine Milchprodukte, kein Getreide.

3. Essen Sie lokal und saisonal, nur hochwertige Tierprodukte aus artgerechter Haltung und viele verschiedene, bunte, frische Gemüse. Verzichten Sie auf Hülsenfrüchte und Pflanzenöle.

4. Essen Sie für 30 Tage absolut konsequent nur: reichlich Gemüse, ausreichend Fleisch, Fisch und Eier, etwas Obst, ein paar Nüsse, nur wenig Stärke, keine zugesetzten Zucker, kein Getreide und keine Getreideprodukte, keine Hülsenfrüchte, keine Milch und Milchprodukte, keine Pflanzenfette mit Ausnahme von Oliven-, Avocado- und Kokosöl, kein Fast Food, keine Fertigprodukte, keine Konservierungsstoffe, Geschmacksverstärker und sonstigen Zusatzstoffe und keinen Alkohol. Machen Sie nach diesen 30 Tagen genauso weiter.

Geht doch. Menschen sind verschieden und so auch ihr Verständnis, ihre Ansprüche und ihre Perspektiven. Mit dieser Seite und dem folgenden Buchinhalt möchte ich möglichst viele von Ihnen erreichen, um Ihnen zu helfen, ihre Ziele zu verwirklichen.

1. Was ist Urgeschmack?

In diesem Kapitel:

- Mehr als nur Abnehmen: Gesundheit und Nachhaltigkeit als Wechselwirkung
- Verständnis ist wichtiger als Wissen
- Was ist gesunde Ernährung?
- Mehr als nur Abnehmen und Gesundheit: Zurück zu den Wurzeln

Genuss, Gesundheit und Nachhaltigkeit

Bei Urgeschmack geht es um mehr als nur den Abbau von Körperfett oder gesunde Ernährung. Der Mensch stammt aus der Natur und kann daher nicht losgelöst von ihr existieren. Die Natur ist seine Lebensgrundlage. Sie liefert Sauerstoff und Lebensmittel. Deswegen ist nachhaltige Ernährung wichtig: Eine Ernährung, die nicht nur heute funktioniert, sondern auch morgen, in zehn Jahren und darüber hinaus.

Nachhaltige Erzeugungsmethoden resultieren in höherem Nährstoffgehalt der Pflanzen, das bedeutet einen größeren gesundheitlichen Nutzen für uns Menschen. Und genau diese Produkte bieten auch den besten Geschmack, also den höchsten Genuss.

Genuss, Gesundheit und Nachhaltigkeit sind also untrennbar miteinander verknüpft. Wir nehmen Rücksicht auf die Natur und im Gegenzug liefert sie uns Lebensmittel, die uns ein genussvolles, gesundes und schlankes Leben ermöglichen. Neudeutsch nennt man so etwas eine win-win-Situation.

Dies fordert und fördert Ihren Kontakt nicht nur zur Nahrungskette. Sondern es ermutigt generell zu mehr Naturnähe. Zum Beispiel mehr Zeit im Freien, im Grünen verbringen, der Natur zuhören und zuschauen, sie beobachten und sie wertschätzen.

Verständnis statt Wissen

Die aktive Auseinandersetzung und das bewusste Erleben und Erfahren fördert Ihr Verständnis der Nahrungskette und Ihres Körpers. Dieses Verständnis ist wertvoll. Und es ist essenziell, um eigenverantwortliche Entscheidungen treffen zu können.

Erst, wenn Sie die Grundlagen Ihres Stoffwechsels verstehen, können Sie jederzeit sicher das für Sie richtige Lebensmittel wählen. Dann kommen Sie ohne Anleitung und Liste aus. Bloßes Wissen um Listen und Regeln kann richtig oder falsch, vollständig oder unvollständig sein. Erst das Verständnis ermöglicht, diese Informationen vollständig zu bewerten und zu nutzen.

Damit Sie dieses Verständnis möglichst umfassend und doch einfach verständlich erlangen können, habe ich urgeschmack.de geschaffen. Dort finden Sie die nötigen Informationen frei zugänglich und unverbindlich zusammengefasst in vielen Artikeln mit ausführlichen Quellenangaben.

Doch Sie müssen nicht warten, bis Sie all das durchgelesen haben. Sie können unmittelbar, heute, hier und jetzt anfangen, Ihre Ernährung umzustellen. Dabei soll Ihnen dieses kleine Buch helfen. Es enthält alle für den Anfang relevanten Informationen, zwei verschiedene Ansätze zum Einstieg, Rezepte, Einkaufslisten, Tipps und Antworten auf häufige Fragen.

Nehmen Sie ihr Leben in die Hand.

Urgeschmack: Die Quintessenz

Essen Sie möglichst viele Dinge, die Ihrer Gesundheit nutzen und möglichst wenige, die Ihrer Gesundheit schaden. Die Evolution hat uns Menschen über Millionen von Jahren im Zusammenspiel mit den Umwelteinflüssen geschaffen. Unsere Körper sind individuell optimiert für den Verzehr bestimmter Lebensmittel und für andere nicht. Genau das sollten wir berücksichtigen.

Bei Urgeschmack lernen Sie, wie Lebensmittel mit Ihrem Körper, dem Stoffwechsel und dem Hormonsystem interagieren. Basierend darauf können Sie die Wahl der Lebensmittel treffen, die Ihnen den höchsten Genuss bereiten und ihre Gesundheit fördern.

Was Sie in diesem Buch finden

- ▸ 2 Wege zum Einstieg in die Ernährungsumstellung.
- ▸ Tipps für den Einstieg.
- ▸ Rezepte.
- ▸ Eine Einkaufsliste.
- ▸ Weitere Tipps zum Durchhalten.
- ▸ Antworten auf häufige Fragen.
- ▸ Kapitelzusammenfassungen und einfache Checklisten zum leichteren Verständnis.

Checkliste Kapitel 1 - Urgeschmack

☑ Gesund Ernähren, statt einfach nur abzunehmen.

☑ Den Körper grundlegend verstehen, um eigenverantwortliche Entscheidungen zu treffen.

☑ Weiterführende Informationen auf urgeschmack.de finden.

☑ Viele nützliche und wenig ungesunde Lebensmittel essen.

☑ Das Essen genießen.

2. Wege zum Einstieg

In diesem Kapitel:

- Dauerhaft wirksam ist nur eine Änderung der Ernährungsgewohnheiten, keine kurzfristige Diät.
- Der Sprung ins kalte Wasser ist die beste Methode für die meisten Menschen.
- Für einige funktioniert langsames Vorantasten besser.
- Stellen Sie für 30 Tage Ihre Ernährung um und profitieren Sie in vielerlei Hinsicht.
- Beachten Sie die einfachen Urgeschmack-Empfehlungen als Leitfaden für den schrittweisen Umstieg.

Die Reise beginnt

Wir müssen den Rest unseres Lebens essen. Um hier dauerhaft etwas zu bewirken, ist eine Änderung der Gewohnheiten nötig und keine kurzfristige 6-Wochen-Bauchweg-Bikini-Diät. Genau deswegen muss die Umstellung so erfolgen, dass Sie sich damit wohlfühlen.

Damit Sie noch heute mit der Ernährungsumstellung beginnen können, möchte ich Ihnen zwei Wege vorstellen. Sie wählen einfach den, der Ihrem Naturell besser entspricht.

Möglichkeit 1: Der Sprung ins kalte Wasser

Sie setzen sofort alle Tipps um und beginnen auf der Stelle, in vollem Umfang die Vorteile zu genießen. Das ist der sprichwörtliche Sprung ins kalte Wasser. Es ist das 30-Tage-Urgeschmack-Programm und für viele Menschen ist es eine umfangreiche, teils drastische Veränderung der Gewohnheiten. Es ist zugleich der Weg, der für die meisten Menschen am besten funktioniert. Viele haben damit Erfolg, bemerken sofort die Vorteile, sind dadurch motivierter und bleiben auch über die 30 Tage hinaus voll dabei.

Vorteil: Sie genießen sofort den vollen Nutzen dieser Ernährung, spüren schnellere Erfolge und motivieren sich so selbst, dauerhaft dabeizubleiben.

Möglichkeit 2: Langsames Vorantasten

Sie verinnerlichen die Urgeschmack-Empfehlungen stückweise nacheinander in ihrem eigenen Tempo. Erfolge lassen möglichweise länger auf sich warten und Sie kommen vielleicht nicht in den Genuss aller Vorteile dieser Ernährung. Es gibt Menschen, für die dieser Weg besser funktioniert. Solange Sie auf Kurs bleiben und nach und nach mehr Empfehlungen umsetzen, ist dies egal. Entscheidend ist auch hier Ihr Wille, etwas zu verändern. Am Ende erreichen Sie das gleiche Ziel.

Vorteil: Die Ernährungsumstellung findet in einem bequemeren Tempo statt und fühlt sich weniger drastisch an.

Ihre Ernährungsumstellung

Jetzt wird es ernst: Die Ernährungsumstellung in der Praxis. Beide Wege, Möglichkeit 1 und 2, lassen sich in einem Satz zusammenfassen:

Essen Sie nur viel buntes, frisches Gemüse, ausschließlich hochwertige Tierprodukte wie Fleisch, Fisch und Eier, Obst in Maßen, ein paar Nüsse und Samen, kein Getreide, keine Milch, keinen Zucker.

Nur die Herangehensweise, die Perspektive unterscheidet sich. Wenn Sie lieber schrittweise voran waten möchten, schauen Sie sich die folgenden Empfehlungen an. Das weiter unten beschriebene 30-Tage Programm benötigen Sie dann nicht unbedingt.

Wenn Sie hingegen mutig in das wundervolle, frische, kalte Wasser springen und die hohe Chance auf frühe Fortschritte genießen möchten, lesen Sie nach den Empfehlungen auch das 30-Tage-Programm durch. In jedem Fall finden Sie im Anschluss ab Seite 34 Tipps, die ihre Ernährungsumstellung vereinfachen.

Die Urgeschmack-Empfehlungen

Es sind keine Regeln, keine Gesetze und keine Diät-Vorgaben. Jede einzelne dieser Empfehlungen bringt Sie Ihrem Ziel näher, genussvoll, gesund und nachhaltig zu essen. *Zusammenfassung:* urgck.de/rat

1. Essen Sie lokal und saisonal
Kaufen Sie möglichst viel Ihrer Ware von Erzeugern aus ihrer Region und möglichst wenig aus dem Supermarkt. Sie sichern damit langfristig ihre Versorgung mit frischen und gesunden Lebensmitteln. *Mehr Details:* urgck.de/regional

2. Essen Sie nur hochwertige Tierprodukte
Wertvolle und gesundheitlich unbedenkliche Tierprodukte können nur bei tiergerechter Haltung entstehen. Kaufen Sie keine Tierprodukte, deren Herkunft Ihnen nicht bekannt ist. Besuchen Sie die Erzeuger vor Ort und informieren Sie sich (s.a. Punkt #1). *Mehr Details:* urgck.de/tier

3. Essen Sie frisches und buntes Gemüse
Frisches und variantenreiches Gemüse versorgt Sie mit wichtigen Mikronährstoffen und köstlichem Geschmack. Essen Sie es frisch, vielfältig und bunt: grün, gelb, rot, weiß, orange… *Mehr Details:* urgck.de/gemuese

4. Meiden Sie Zucker
Zucker ist weder als Tafelzucker noch in Süßigkeiten, noch in Getränken (Limonade, Eistee etc.) der Gesundheit förderlich und ist die Ursache vieler Krankheiten – Übergewicht eingeschlossen. *Mehr Details:* urgck.de/zucker

5. Meiden Sie Getreide
Getreide, besonders Weizen, enthält Gluten und andere Antinährstoffe und birgt das Potential, viele Krankheiten zu verursachen. Meiden Sie daher Brot, Kuchen, Nudeln und sonstige Getreideprodukte. *Mehr Details:* urgck.de/getreide

6. Meiden Sie Pflanzenfett
Die meisten pflanzlichen Fette, darunter Maisöl, Rapsöl oder Sojaöl und Margarine, enthalten entzündungsfördernde Stoffe. Olivenöl und Kokosöl sind unbedenklich, ebenso tierische Fette wie Butter und Schmalz (s.a. Punkt #2).
Mehr Details: urgck.de/pflanzenfett

7. Prüfen Sie Ihren Milchkonsum
Milch und Milchprodukte können viele gesundheitliche Probleme verursachen, angefangen bei Akne über chronische Müdigkeit bis zur Verstopfung.
Mehr Details: urgck.de/milch

Wiedergeburt in 30 Tagen

In nur 30 Tage fitter werden, sichtbar abnehmen und Verdauungsstörungen hinter sich lassen – ohne Sport oder teures Wundermittel? Kann das gehen? Das am eigenen Leib zu erfahren, liegt in Ihrer Hand. Sind Sie bereit, ihr Leben vollständig zu verändern? Können Sie sich vorstellen, Ihre Sichtweise auf Lebensmittel zu verändern und damit die Wahrnehmung Ihres gesamten Körpers und wie er funktioniert, reagiert und mit der Welt interagiert?

Was ist die Wiedergeburt in 30 Tagen?

Hierbei stellen Sie für 30 Tage absolut konsequent die Ernährung nach einigen wenigen, einfachen Prinzipien um. Essen Sie:

- Reichlich Gemüse, Fleisch, Fisch, Eier, etwas Obst, ein paar Nüsse, wenig Stärke.
- Keine zugesetzten Zucker.
- Kein Getreide und keine Getreideprodukte.
- Keine Hülsenfrüchte.
- Keine Milch oder Milchprodukte.
- Keine Pflanzenfette mit Ausnahme von Oliven-, Avocado- und Kokosöl.
- Kein Fast Food, keine Fertigprodukte.
- Keine Süßstoffe.
- Keine Konservierungsstoffe, Geschmacksverstärker und sonstige Zusatzstoffe.
- Keinen Alkohol.

Mit *kein* ist wirklich *kein* gemeint, wie in *gar kein*, *nicht* oder *null*. Konsequent durchgeführt hat diese Herangehensweise das Potential, Ihr gesamtes Leben zu verändern. Mehr müssen Sie nicht wissen, um noch heute anzufangen.

Machen Sie weiter!
Ziel dieser Umstellung ist ein gesünderes Leben, eine höhere Leistungsfähigkeit und gegebenenfalls der Abbau von Körperfett. Weiteres Ziel ist auch, Sie nachhaltig von der Sinnhaftigkeit dieser Ernährung zu überzeugen, damit Sie es nicht bei 30 Tagen belassen, sodern sich den Rest Ihres Lebens so ernähren (denn genau das ist sinnvoll).

Noch Fragen?
Warum sollte man das tun? Warum 30 Tage? Ist das eine Wunderdiät? Ist das nicht unheimlich schwierig? Was kann ich noch essen? Antworten auf diese Fragen finden Sie ab Seite 47.

Mögliche Effekte:

- Abbau von Körperfett.
- Mehr Energie.
- Weniger Müdigkeit.
- Höhere Leistungsfähigkeit.
- Bessere Sättigung durch Mahlzeiten.
- Ausbleiben von Heißhungerattacken.
- Bessere Appetitkontrolle.
- Reduktion von Allergien.
- Reduktion von Entzündungen aller Art (z.B. Arthritis, Rheuma etc.)
- Stärkung des Immunsystems.
- Stimmungsaufhellung und Reduktion von Depressionen und Stimmungstiefs.
- Optimierung und Reparatur des Stoffwechsels.
- Erhöhung der Insulinsensitivität bis hin zur Linderung von Diabetes Typ-2.

Tipps für den Einstieg

Berherzigen Sie die folgenden Tipps für den Einstieg. In Kapitel 4 gibt es speziell zur Zielsetzung noch ausführliche Hinweise.

Zielsetzung:

- Setzen Sie sich klare, realistische Ziele.
- Tun Sie es nur für sich selbst, nicht für ein fremdes Schönheitsideal oder den Freundeskreis.
- Seien Sie nachhaltig, tun Sie nichts, was sie nicht dauerhaft durchhalten können.
- Seien Sie konsequent, machen Sie sich klar, was zum Erreichen Ihrer Ziele nötig ist.
- Messen Sie Ihre Fortschritte regelmäßig, aber nicht mit einer Waage.

Räumen Sie Ihre Umgebung auf:

- Werfen Sie ihre Personenwaage weg. Das Körpergewicht ist nur ein schlechter Maßstab für dessen Zusammenstellung und es unterliegt natürlichen Schwankungen im Tagesverlauf. Schauen Sie stattdessen in den Spiegel oder beobachten Sie einfach Ihre Kleidergrößen.
- Entsorgen Sie sämtliche Versuchungen, die Sie im Haus haben. Raus mit den Süßigkeiten. Wenn der Hunger kommt, ist kein Wille stark genug. Das ist der Überlebenstrieb.
- Gehen Sie nicht hungrig einkaufen.

Achten Sie auf sich selbst:

- Lassen Sie sich Zeit. Jeder Körper reagiert anders. Sie sind erfolgreich, wenn Sie sich ein Ziel setzen und es konsequent verfolgen. So viel Sie auch dafür tun, die volle Kontrolle haben Sie nie.
- Seien Sie nett zu sich selbst. Sie sind einzigartig auf der ganzen Welt. Über sieben Milliarden Menschen haben es nicht geschafft, Sie zu sein. Nur Sie sind Sie. Sie sind perfekt, genau so wie Sie sind. Genießen Sie das Leben.

Ernährungsumstellung: Die Quintessenz

- Essen Sie nur viel buntes, frisches Gemüse, ausschließlich hochwertige Tierprodukte wie Fleisch, Fisch und Eier, Obst in Maßen, ein paar Nüsse und Samen, kein Getreide, keine Milch, keinen Zucker.

- Setzen Sie dies vollständig sofort um und genießen Sie schnell alle Vorteile und motivieren sich so langfristig. Oder stellen Sie ihre Ernährung schrittweise um.

- Sie sollten nicht hungern.

- Beginnen Sie in beiden Fällen heute, setzen Sie sich klare und realistische, kurz- und langfristige Ziele, messen Sie ihren Fortschritt und tun sie nur, was sie selbst wollen. Und: Tun Sie es für sich selbst!

Checkliste Kapitel 2 - Einstieg

☑ In jedem Fall die Urgeschmack Empfehlungen beachten.

☑ Gemüse, Fleisch, Fisch und Eier, Obst in Maßen, ein paar Nüsse und Samen essen.

☑ Getreide, Milch und Zucker meiden.

☑ Ungeduldig sofort alles umsetzen und schnell die Vorteile genießen oder…

☑ Den Kurs setzen und im eigenen Tempo voranschreiten.

☑ Sich nicht unter Druck setzen.

☑ Sich lieben.

☑ Das Essen genießen.

☑ Weitermachen.

3. Die Umsetzung

In diesem Kapitel:

- 21 Rezepte.
- Eine Einkaufsliste.

21 Rezepte

Es widerstrebt mir, anderen Menschen zu sagen, was sie essen sollen. Doch ich verstehe, wenn jemand sich nicht im Detail mit seiner Ernährung befassen möchte und einfach eine schnelle, einfache Lösung sucht, um abzunehmen oder gesünder zu werden.

Im Folgenden gibt es daher einen Vorschlag mit 21 Mahlzeiten und Rezepten. Damit könnten Sie eine Woche lang drei mal täglich etwas anderes essen. Selbstverständlich können Sie auch einfach Mahlzeiten auslassen - man muss nicht drei Mal pro Tag essen. Höchst wahrscheinlich werden Sie sich ein paar Lieblinge heraussuchen und diese häufiger essen. Auf jeden Fall können Sie sofort anfangen, ihre Ernährung umzustellen.

Zusammen mit der Einkaufsliste auf Seite 32 ist dies ein einfacher und unkomplizierter Einstieg in eine gesunde und schmackhafte Ernährung die zugleich glutenfrei, laktosefrei, getreidefrei und nicht zuletzt nachhaltig ist.

Weitere Rezepte finden Sie frei zugänglich im Internet unter urgeschmack.de sowie in meinen Kochbüchern:

- Das Urgeschmack-Kochbuch: Jeden Tag gesund und lecker
- Das Urgeschmack-Dessertbuch: Natürlich gesund genießen
- Die kleine Urgeschmack-Frühstücksfibel: Für einen zufriedenen Start

Vergessen Sie auch nicht die Tipps ab Seite 34 dieses Buches. Diese können Ihre Ernährungsumstellung weiter vereinfachen. Auch auf urgeschmack.de, bei paleosophie.de und bei improvedeating.com/de finden Sie stets Hilfestellung.

Eine Woche mit 21 unterschiedlichen Mahlzeiten

Tag 1

- Frühstück: Rührei mit Speck
- Mittag: Wildlachsfilet mit Sommergemüse
- Abend: Gemüse-Hack

Tag 2

- Frühstück: Bunter Salat
- Mittag: Paleo Pizza
- Abend: Mediterrane Gemüsesuppe

Tag 3

- Frühstück: Geräucherte Makrele mit Kohlrabistreifen
- Mittag: Spinatrolle
- Abend: Lauch-Hack

Tag 4

- Frühstück: Marktsalat
- Mittag: Rote Beete Topf
- Abend: Gemüsereste mit Rührei

Tag 5

- Frühstück: Champignons mit Rührei
- Mittag: Schollenfilet mit Pastinakenfritten

- Abend: Tomatensuppe

Tag 6

- Frühstück: Möhrensalat
- Mittag: Zucchini Bolognese
- Abend: Spinat mit Rührei

Tag 7

- Frühstück: Schwarzer Rettich Salat
- Mittag: Picadillo
- Abend: Kürbis-Reibekuchen

Die Rezepte

Rührei mit Speck

Zutaten (1 Portion)

3 Eier
3-4 Scheiben Speck

Zubereitung

Etwas Kokosfett oder Olivenöl in eine Pfanne bei mittlerer Hitze geben.

Die Eier mit einer Prise Salz verrühren und in die Pfanne geben. Regelmäßig rühren und das Ei vom Pfannenboden lösen.

In einer zweiten Pfanne bei mittlerer Hitze den Speck nach Geschmack knusprig braten.

Anschließend zusammen servieren.

Wildlachsfilet mit Sommergemüse

Zutaten (2 Portionen)

1 Wildlachsfilet aus nachhaltiger Fischerei (ca. 500g)
400g Tomaten
2 Zwiebeln
4-5 Spitzpaprika
5-6 Knoblauchzehen
Gewürze: Salz, Pfeffer, Oregano, Estragon, Basilikum, Petersilie

Zubereitung

Die Zwiebeln in Ringe schneiden und in einer großen Pfanne glasig braten, mit Salz und Pfeffer würzen.

Die Paprika in kleine Stücke schneiden und zur Zwiebel geben, mit anbraten.

Anschließend zwei Drittel der Tomaten in kleine Würfel schneiden und mit in die Pfanne geben, bei mittlerer Hitze köcheln lassen. Mit den Kräutern würzen und abschmecken. Den Knoblauch fein hacken und die Hälfte mit zum Gemüse geben.

In einer zweiten Pfanne bei mittlerer Hitze etwas Butter zerlassen und den übrigen Knoblauch darin leicht anbraten.

Das Lachsfilet von beiden Seiten leicht mit Salz und Pfeffer würzen und je Seite rund 3-4 Minuten anbraten. Es darf innen noch leicht roh sein (das schont auch die Inhaltsstoffe) und sollte keinesfalls zu lange gebraten werden. Die Haut kann man mit essen, sie schmeckt köstlich.

Gemüse und Lachs zusammen servieren und mit den übrigen, frischen Tomaten garnieren.

Gemüse-Hack

Zutaten (2 Portionen)

200g Hackfleisch
1 Zwiebel
1kg Gemüsemischung (z.B. Brokkoli, Blumenkohl, Möhren)
Gewürze: Salz, Pfeffer

Zubereitung

Die Zwiebel in Ringe schneiden und glasig braten, mit Salz und Pfeffer würzen, dann aus der Pfanne entfernen und zur Seite stellen.

Das Hackfleisch in der Pfanne scharf anbraten, ebenfalls mit Salz und Pfeffer würzen.

Die Gemüsemischung mit in die Pfanne geben. Alle Zutaten miteinander vermengen, mit Butter verfeinern und mit Salz und Pfeffer abschmecken.

Bunter Salat

Zutaten (2 Portionen)

1/2 Kopf Eichblattsalat
1/2 Kopf Eisbergsalat
2 Tomaten
1/2 Salatgurke
4 Eier (hart gekocht)
Olivenöl
Gewürze: Salz, Pfeffer

Zubereitung

Die Salatköpfe zerlegen und die Blätter waschen.

Alle Zutaten in kleine Stücke schneiden. Mit Salz, Pfeffer und Olivenöl verfeinern und vorsichtig umrühren. Über die Gewürzmengen sollte allein der persönliche Geschmack entscheiden. Dazu ausreichend Olivenöl.

Paleo Pizza

Zutaten (2 Portionen)

800g Spinat*
8 Eier
4 Zwiebeln
200ml Tomatensoße
Gewürze: Salz, Pfeffer, Thymian, Oregano

* es geht auch tiefgekühlter Spinat. Diesen jedoch zuvor unbedingt gut abtropfen lassen.

Zubereitung

Den Backofen auf 180°C vorheizen.

Spinat und Eier gut verrühren auf einem mit Backpapier ausgelegten Backblech gleichmäßig bis zum Rand verteilen.

Anschließend rund 20 Minuten im Ofen backen. Währenddessen die Zwiebeln schneiden oder übrige Beläge vorbereiten.

Die Tomatensoße bereitstellen oder kurz aus Tomatenmark, Wasser und Salz, Pfeffer, Thymian und Oregano anrühren.

Nach Ablauf der Backzeit die Tomatensoße und Zwiebeln auf dem Teig verteilen und die Pizza erneut rund 10 Minuten backen.

Anschließend zerteilen und servieren.

Mediterrane Gemüsesuppe

Zutaten (2 Portionen)

4-5 Tomaten
2 Zucchini
2 Karotten
1 Zwiebel
1-2 Zehen Knoblauch
Olivenöl
Gewürze: Salz, Pfeffer, Majoran

Zubereitung

Die Zwiebeln in Würfel schneiden und in einem Topf bei mittlerer Hitze in Olivenöl glasig braten, mit Salz und Pfeffer würzen.

Währenddessen die Karotten in dünne Scheiben schneiden und hinzugeben.

Sobald die Zwiebeln glasig sind, die Tomaten hinzugeben.

Den Knoblauch fein hacken und zufügen. Schließlich die Zucchini in kleine Würfel schneiden und in den Topf geben.

Alles zusammen aufkochen und gut umrühren, bis die Tomaten zerfallen.

Mit Majoran würzen und ziehen lassen, anschließend mit Salz, Pfeffer und Olivenöl abschmecken.

Geräucherte Makrele mit Kohlrabistreifen

Zutaten (für 1 Portion)

135g Makrelenfilet (geräuchert)
300g Kohlrabi

Zubereitung

Den Kohlrabi in Streifen schneiden und nach Geschmack mit Salz, Pfeffer, Chilipulver und etwas Olivenöl würzen.

Spinatrolle

Zutaten (2 Portionen)

600g Spinat (gehäckselt)
6-7 Eier
3-4 Zwiebeln
200ml Tomatensoße
Gewürze: Salz, Pfeffer, Thymian, Oregano

Zubereitung

Den Backofen auf 180°C vorheizen.

Die Eier gründlich mit dem Spinat verrühren und mit Salz und Pfeffer würzen.

Ein Backblech mit Backpapier auslegen, die Spinatmasse als dünnen Film darauf verteilen, anschließend in den Ofen stellen und rund 20 Minuten backen.

Währenddessen die Zwiebeln schälen, schneiden und anbraten. Mit Salz und Pfeffer würzen.

Die Tomatensoße vorbereiten, ggfs. Tomatenmark mit etwas Wasser verdünnen und mit Salz, Pfeffer, Oregano und Thymian würzen.

Nach der Backzeit prüfen, ob die Oberfläche des Spinatfilms trocken und das Ei gestockt ist, sonst noch etwas länger backen.

Danach die Tomatensoße auf dem Spinatboden verteilen, darauf die Zwiebeln legen.

Nun an einer der kürzeren Seiten beginnend den gesamten Boden aufrollen. Es hilft, dazu den Spinatfilm der Länge nach zu halbieren und so zwei Rollen zu bilden. Servieren und genießen.

Lauch-Hack

Zutaten (2 Portionen)

4 Stangen Lauch (Porree)
1 Zwiebel
400g Hackfleisch
Gewürze: Salz, Pfeffer

Zubereitung

Die Zwiebel in Ringe schneiden und in einer Pfanne glasig braten. Mit Salz und Pfeffer würzen.

Das Hackfleisch in die Pfanne geben und anbraten, anschließend zur Seite stellen.

Den Lauch waschen, in kleine Stücke schneiden und zur Zwiebel geben, braten bis die Stücke noch bissfest sind. Zum Schluss abschmecken, mit Olivenöl verfeinern.

Marktsalat

Zutaten (1 Portion)

3 gekochte Eier
200g Karotten
150g Kohlrabi
300g Radieschen
12g Pekannüsse

Zubereitung

Alle Zutaten in Stücke gewünschter Größe schneiden oder reiben.

Die Eier in kleine Würfel schneiden und mit den übrigen Zutaten vermengen.

Als Dressing passt hierzu sehr gut eine Mischung aus Olivenöl, etwas Balsamico, Salz, Pfeffer und Chilipulver.

Rote Beete Topf

Zutaten (2 Portionen)

200g Hackfleisch
1 Zwiebel
3 Knollen Rote Beete
2-3 Kohlrabi
Olivenöl
Gewürze: Salz, Pfeffer

Zubereitung

Dic Rote Beete und den Kohlrabi schälen, in Würfel schneiden und mittels einer Vaporette (Dampfgareinsatz) 15 Minuten garen. Es geht auch ohne Vaporette, dann möglichst nicht zu viel Wasser verwenden.

Die Zwiebel in Ringe schneiden und mit dem Hackfleisch in einer Pfanne anbraten und mit Salz und Pfeffer würzen.

Nach dem Garen das Wasser vom Gemüse abgießen, etwas Olivenöl hinzugeben (etwa 30ml) und mit Hackfleisch und Zwiebeln verrühren.

Gemüsereste mit Rührei

Zutaten (2 Portionen)

2-3 Zucchini
3-4 Kohlrabi
6 Eier
Olivenöl
Gewürze: Salz, Pfeffer, Muskat (und was das Herz begehrt)

Zubereitung

Kohlrabi schälen, in kleine Würfel schneiden (dadurch verkürzt sich die Garzeit gegenüber größeren Stücken) und zusammen mit den in dicke Scheiben geschnittenen Zucchini in einen Topf mit einem Dampfgareinsatz und etwas Wasser geben. Rund 15 Minuten garen.

Fünf Minuten vor Ende der Garzeit die Eier in eine Pfanne schlagen und bei mittlerer Hitze braten, leicht verrühren und mit Salz und Pfeffer würzen.

Das Kochwasser abgießen, die Vaporette entfernen und etwas Ölivenöl über das Gemüse geben, mit Salz, Pfeffer und Muskat abschmecken. Auch hier kann man sich ganz nach Lust und Laune austoben: Kurkuma, Kreuzkümmel, Paprika – sie alle ermöglichen zusammen mit dem Öl einen tollen und abwechslungsreichen Geschmack.

Das Gemüse zusammen mit dem Rührei servieren.

Champignons mit Rührei

Zutaten (1 Portion)

300g braune Champignons
1 Zwiebel
2-3 Eier
1 EL Olivenöl zum Braten der Zwiebeln

Zubereitung

Die Zwiebeln braten, die Champignons hinzugeben und schmoren.

Anschließend das Rührei zubereiten. Nach Geschmack würzen.

Schollenfilet mit Pastinakenfritten

Zutaten (2 Portionen)

600g Pastinaken
2 Schollenfilets
Gewürze: Salz, Pfeffer

Zubereitung

Den Ofen auf 200°C vorheizen.

Pastinaken in Fritten schneiden und auf einem Blech verteilen. Mit Salz würzen oder mit einer Mischung aus Olivenöl und Salz bestreichen.

Dann das Blech für 15-20 Minuten in den Ofen schieben

5 Minuten vor Ende der Backzeit eine Pfanne auf mittlere Hitze bringen und etwas Olivenöl hinzugeben. Dann die Schollenfilets in die Pfanne legen. Je Seite etwa 3-4 Minuten garen (nicht zu lange) und von beiden Seiten würzen.

Nach Ablauf der Backzeit alles zusammen servieren.

Tomatensuppe

Zutaten (2 Portionen)

1l passierte Tomaten
90ml Wasser
50ml Olivenöl
½ EL Oregano
½ EL Thymian
½ EL Salz
½ TL Pfeffer

Zubereitung

Die passierten Tomaten zusammen mit dem Wasser, den Gewürzen und dem Öl in einen Topf geben und kurz aufkochen. Danach am besten wenigstens einen halben Tag oder über Nacht ziehen lassen.

Gegebenenfalls mit den angegebenen Gewürzen abschmecken und servieren.

Passierten Tomaten als Fertigprodukt aus dem Supermarkt bieten selten Kontrollmöglichkeiten über die Herkunft der Tomaten. Doch bei sorgfältiger Auswahl und in Anbetracht des Preises und des Komforts bleibt dieses Produkt vorteilhaft. Dennoch können Sie gerne frische Tomaten verwenden.

Möhrensalat

Zutaten (2 Portionen)

500g Möhren
1 große Zitrone

Zubereitung

Die Möhren fein reiben.

Die Zitrone auspressen, den Saft über die geriebenen Möhren geben und gut verrühren.

Zucchini Bolognese (Zucchininudeln)

Zutaten (2 Portionen)

6 Zucchini
200g Hackfleisch
2 Zwiebeln
1 Knoblauchzehe
500g Tomaten (oder passierte Tomaten)
Gewürze: Oregano, Thymian, Salz, Pfeffer und Chilipulver

Zubereitung

Die Zucchini mit einem Sparschäler in dünne Streifen schneiden und beiseite stellen.

Die Zwiebeln in Ringe schneiden und glasig braten, mit Salz und Pfeffer würzen.

Das Hackfleisch hinzugeben und anbraten.

Frische Tomaten kleinschneiden und hinzugeben oder passierte Tomaten verwenden.

Knoblauch fein hacken und hinzugeben, mit Thymian, Oregano, Salz, Pfeffer und Chilipulver abschmecken.

Einige Minuten bei niedriger Hitze köcheln lassen.

Währenddessen die geschnittenen Zucchini in einer Pfanne in etwas Olivenöl kurz anbraten und häufig wenden. Nicht kochen.

Zucchini und Bolognese anrichten.

Spinat mit Rührei

Zutaten (2 Portionen)

1,5kg Spinat
6-8 Eier
3 Zwiebeln
Gewürze: Salz, Pfeffer

Zubereitung

Den Spinat gegebenenfalls auftauen, anschließend in einem Topf erhitzen.
Austretendes Wasser abgießen.

Die Zwiebeln in Ringe schneiden und in einem zweiten Topf glasig braten, mit Salz und Pfeffer würzen.

Hinterher die Zwiebeln zum Spinat geben.

Die Eier verrühren und würzen, dann in einer Pfanne bei mittlerer Hitze langsam stocken lassen.

Anschließend den Spinat auf zwei Schalen oder Teller verteilen, das Rührei darauf anrichten und nach Geschmack mit einem Schuss Olivenöl garnieren.

Schwarzer Rettich Salat

Zutaten (2 Portionen)

3 Knollen Schwarzer Rettich
1 Handvoll Walnüsse
Olivenöl
Essig
Gewürze: Salz, Pfeffer

Zubereitung

Die Rettichknollen grob reiben (sie müssen nicht geschält werden).

Ein Dressing aus zwei Teilen Olivenöl, einem Teil Essig, Salz und Pfeffer zusammenrühren und über den Salat träufeln. Die Walnüsse über dem Salat verteilen und servieren.

Picadillo

Zutaten (2 Portionen)

300g Hackfleisch
1 Zwiebel
5 Tomaten
1 vollreife Kochbanane (oder 1 Handvoll Rosinen)
5-6 Spitzpaprika
3 Knoblauchzehen
Gewürze: Salz, Pfeffer, Kardamom, Paprika, Thymian

Zubereitung

Zunächst die Zwiebel in Ringe schneiden und in einer Pfanne bei mittlerer Hitze glasig braten. Mit Salz und Pfeffer würzen.

Währenddessen die Tomaten und Paprika in kleine Würfel schneiden und auch den Knoblauch fein hacken. Anschließend Tomaten, Paprika, Knoblauch sowie das Hackfleisch mit in die Pfanne geben und bei mittlerer Hitze schmoren. Mit Salz und Pfeffer würzen, sowie mit Kardamom, Thymian und Paprikapulver abschmecken.

Die Flüssigkeit der Tomaten so weit einreduzieren, dass eine dickflüssige Soße entsteht.

In einer zweiten Pfanne bei mittlerer Hitze etwas Kokosfett oder Butter erhitzen, die Kochbanane der Länge nach halbieren und von beiden Seiten anbraten und karamellisieren. Wenn Sie stattdessen Rosinen verwenden, diese einfach zu den übrigen Zutaten geben.

Zuletzt das Picadillo auf einem Teller oder in einer Schale anrichten, die Banane darauf garnieren und servieren.

Kürbis-Reibekuchen

Zutaten (2 Portionen)

1 Mittelgroßer Hokkaido-Kürbis
1 Zwiebel
3 Eier
Gewürze: Salz, Pfeffer

Zubereitung

Den Kürbis von Kernen befreien und grob reiben.

Den geriebenen Kürbis auspressen, damit die Masse nicht zu flüssig wird.

Die Zwiebel ebenfalls grob reiben und mit den Eiern, Gewürzen und dem Kürbis verrühren.

In einer Pfanne Butterschmalz erhitzen. Mit den Händen aus der Masse Billardkugelgroße Kugeln formen, platt drücken und in die heiße Pfanne legen. Dort von beiden Seiten je 6-8 Minuten braun braten.

Einkaufsliste

Dies ist eine lange (und doch unvollständige) Liste jener Lebensmittel, die Platz in der natürlichen Ernährung nach Urgeschmack haben. Die Einteilung erfolgt dabei in der im Westen verbreiteten kulinarischen Betrachtung und nicht in der botanischen.

Gemüse

Artischocke
Blumenkohl
Broccoli
Chicorée
Grünkohl
Gurke
Karotte
Kartoffel
Knoblauch
Kohl
Meerrettich
Paprika
Pastinake
Porree
Radieschen
Romanesco
Rosenkohl
Rote Bete
Schalotte
Sellerie
Spinat
Süßkartoffel
Tomate
Wirsing
Wurzelpetersilie
Zucchini
Zwiebel

Obst

Ananas
Apfel
Aprikose
Banane
Beeren
Birne
Brombeere
Erdbeere
Heidelbeere
Kirsche
Melone
Mirabelle
Nektarine
Orange
Pampelmuse
Pfirsich
Pflaume
Quitte
Rote Johannisbeere
Schwarze Johannisbeere
Stachelbeere
Weintraube
Zitrone
Zitrusfrüchte
Zwetschge

Tierprodukte

Eier
Fisch
Fleisch (Muskelfleisch)
Geflügel
Herz
Leber
Niere

Salate

Bindesalat	Garten-Ampfer	Rucola
Blattsalat	Kopfsalat	Schnittsalat
Eisbergsalat	Mangold	
Endivie	Portulak	

Nüsse

Haselnuss	Mandel	Walnuss
Kokosnuss	Paranuss	
Macadamia	Pekannuss	

Pilze

Austernseitling	Kräuterseitling	Shiitake
Champignon	Maronenröhrling	Steinpilz
Judasohr	Pfifferling	Stockschwämmchen

Öle/Fette

Avocadoöl	Kokosöl	Schmalz
Ghee	Olivenöl	

Checkliste Kapitel 3 - Umsetzung

☑ Rezepte nach Wunsch aussuchen.

☑ Einkaufsliste studieren und Lieblingslebensmittel markieren.

☑ Neue Lieblingslebensmittel finden.

☑ Einkaufen.

☑ Kochen.

☑ Das Essen genießen.

4. Tipps

In diesem Kapitel:

- Sie dürfen alles und müssen nichts: Sie haben die freie Wahl.
- Erfolgreich abnehmen ist leicht, wenn man seine Ziele richtig setzt.
- Zucker kann man sich mit einfachen Schritten abgewöhnen.
- Die Waage hilft beim Abnehmen nicht.
- Regionale Ernährung hilft beim Abnehmen.
- Bio-Lebensmittel sind nicht nicht immer die beste Wahl.

Dürfen, Können und Müssen: Das Optimum

Die häufigsten Fragen im Bereich der Ernährung, zum Abnehmen und zu bestimmten Diäten fangen etwa so an: »Darf ich…?«, »Muss ich…?« oder »Kann ich…?«

Es gibt keine Gesetze, die den Verzehr bestimmte Lebensmittel vorschreiben oder verbieten. Die so gestellten Fragen suchen in der Regel nach einer Absolution und sie versuchen, die Verantwortung auf den Antwortenden zu verlagern. Verantwortlich für Ihr Essen sind jedoch immer nur Sie selbst.

Was die Urgeschmack-Empfehlungen beschreiben – viel buntes, frisches Gemüse, ausschließlich hochwertige Tierprodukte aus tiergerechter Haltung wie Fleisch, Fisch und Eier, Obst in Maßen, ein paar Nüsse und Samen, kein Getreide, keine Milch, kein Zucker – ist ein Optimum. Es ist machbar, es ist umsetzbar und es führt regelmäßig viele Menschen zum Erfolg.

Es steht Ihnen frei, davon abzuweichen. Was bei einer solchen Abweichung passiert, können Sie selbst feststellen. Und mit dem auf urgeschmack.de zur Verfügung gestellten Wissen können Sie es auch verstehen.

Sie *dürfen* abweichen, sie *können* abweichen, Sie *müssen* es selbst entscheiden und verantworten. Probieren Sie es aus. Leben Sie ein freies Leben.

5 Tipps, um erfolgreich abzunehmen (und jedes andere Ziel zu erreichen)

Es folgen ein paar Tipps um abzunehmen, körperliche Ziele oder überhaupt jegliche Dinge im Leben zu erreichen. Sie haben bis hierhin gelesen und wissen nun, wie eine Lebensweise aussehen kann, die gesund ist und beim Abnehmen hilft. Abnehmen ist so wirklich einfach.

In diesem Abschnitt geht es um mehr als nur eine Ernährungsweise oder Regeln, um gesund überschüssiges Fett zu verlieren. Hier finden Sie Tipps, wie sich solche Vorhaben generell erfolgreich umsetzen lassen.

1. Zielsetzung

Setzen Sie sich klare Ziele. Wer nicht weiß, wo er hin will, kann dort auch nicht ankommen.

Bezogen auf das Abnehmen: Machen Sie sich klar, wie viel Sie abnehmen möchten. Setzen Sie sich mittel- und langfristige Ziele. Diese müssen Sie nicht in Stein meißeln und sie dürfen angepasst werden, wenn etwas dazwischen kommt oder es einfach nicht so läuft wie geplant. Allerdings sollten Sie immer ehrlich zu sich selbst sein und diese Möglichkeit der Anpassung nicht missbrauchen, um ihre eigenen Pläne zu sabotieren. Kurzfristige, auf wenige Wochen ausgelegte Ziele helfen dabei, auf dem Weg zum langfristigen Ziel neue Motivation zu fassen.

Beispiel: »Ich möchte fitter werden« ist zu vage formuliert, denn es handelt sich um eine sehr relative Zielvorgabe. Definieren Sie für sich ganz klar Ziele: »5kg in drei Monaten, 10kg in sechs Monaten«. Noch besser formulieren Sie solche Ziele nicht als Gewicht, sondern als Umfang in Zentimetern. Auch Fitness kann dazu gehören: »Ich möchte in drei Monaten mühelos dic Kellertreppe zehn mal hoch und runter rennen können.« Solange Sie Ihr Ziel nicht klar formulieren, können Sie nicht wissen, ob Sie es erreichet haben.

2. Motivation

Tun Sie es für sich selbst. Menschen sind erheblich erfolgreicher darin, Ziele zu erreichen, zu denen Sie aus eigenem Antrieb motiviert sind.

Bezogen auf das Abnehmen: Eitelkeit ist einer der häufigsten Gründe, abnehmen zu wollen. Grundsätzlich ist dagegen nichts einzuwenden. Problematisch wird diese

Art der Motivation dann, wenn Sie dies nur tun, um jemand anderem zu gefallen. Dabei handelt es sich um eine extrinsische Motivation. Dauerhaft erfolgreich funktionieren kann eine Umstellung nur, wenn Sie sie für sich selbst vornehmen. Dabei spricht man auch von intrinsischer Motivation. Menschen sind erheblich erfolgreicher darin, Ziele zu verwirklichen, zu denen sie aus eigenem Antrieb motiviert sind.

3. Nachhaltigkeit

Tun Sie nichts, was Sie nicht dauerhaft durchhalten können oder wollen.

Bezogen auf das Abnehmen: Es macht kaum Sinn, eine Ernährungsumstellung nur für ein paar Wochen oder wenige Monate vorzunehmen. Der Körper reagiert kontinuierlich auf seine Nahrungszufuhr. Wenn Sie ihre Ernährung wieder »schleifen lassen« sobald Sie ihr Ziel erreicht haben, wird Ihr Körper dementsprechend reagieren. Daher ist es sinnvoll, eine Ernährungsumstellung so zu gestalten, dass Sie auch bereit sind, sie zu einem Teil Ihrer selbst werden zu lassen.

4. Konsequenz

Machen Sie sich klar, was zum Erreichen Ihrer Ziele nötig ist. Was müssen Sie tun und was unterlassen, um sich auf Ihr Ziel zuzubewegen? Wenn Sie sich diese Fragen stellen, entsteht ein einfacher Verhaltensleitfaden.

Bezogen auf das Abnehmen: Sie möchten das dicke Fettpolster am Bauch loswerden? Dabei hilft, keinerlei Limonade oder Süßgetränke mehr zu konsumieren. Das ist ein einfacher Zusammenhang: Zuckerhaltige Getränke stehen Ihrem Ziel im Weg. Meiden Sie sie.

5. Messbarkeit

Messen Sie regelmäßig ihre Fortschritte und vergleichen Sie sie mit ihrem Ausgangspunkt sowie ihrem Ziel. Freuen Sie sich über Erfolge oder passen Sie gegebenenfalls Ihren Kurs an. Wer sich nicht umschaut, kann nicht wissen, ob er sich auf sein Ziel zubewegt.

Bezogen auf das Abnehmen: Fühlen Sie sich besser? Ändern sich Ihre Körpermaße, Ihre Kleidergröße? Bemerken Ihre Freunde Veränderungen? Denken Sie daran, dass eine Körperwaage nur ein schlechtes Messinstrument ist, wiegen Sie sich daher besser nur ein mal wöchentlich (Ihr Gewicht kann aufgrund verschiedener Faktoren täglich um bis zu 2kg variieren!) Denken Sie daran, dass Muskeln auch etwas wiegen. Wenn Sie also mehr Sport treiben und sich ihre Muskelmasse erhöht, wird sich dies auch auf Ihr Körpergewicht auswirken.

Disziplin ist keine Zauberei, sondern das schlichte Produkt ganz einfacher Faktoren: Zielsetzung, Motivation, Messbarkeit und Konsequenz.

5 Schritte, um sich Zucker abzugewöhnen

Zucker wirkt wie eine Droge, sowohl psychologisch als auch physiologisch. Große Zuckermengen führen wie Heroin zu einem erhöhten Ausstoß von Dopamin. Das Blockieren der Opioidrezeptoren (das sind jene Stellen im Körper, auf die auch Endorphin und Morphin wirken) reduziert den Appetit auf Süßes und kann zur Behandlung von Übergewicht eingesetzt werden.

Warum überhaupt auf Zucker verzichten?

Für eine Moderation und in den meisten Fällen eine starke Reduktion des Zuckerkonsums gibt es viele gesundheitliche Argumente. Denn der Verzehr von zu viel Zucker…

- macht fett
- belastet die Leber
- stört den Insulinhaushalt und kann so bis hin zu Diabetes führen
- erhöht den Blutdruck
- erhöht das Risiko für Herz- und Herz-Gefäßerkrankungen
- beschädigt die Zähne

Darüber hinaus funktioniert Zucker als Täuschungsmittel, als Geschmacksverstärker. Eigentlich geschmacksbefreite Produkte wie Limonade, Süßigkeiten, aber auch Fertiggerichte werden durch ihn geschmacklich attraktiv. Mehr noch: Da der Mensch ein Bedürfnis nach Süßem hat – wahrscheinlich evolutionsbedingt – wird ein Mechanismus ausgenutzt, der ursprünglich nur für eine sehr begrenzt verfügbare Quelle relevant war: Obst. *Mehr Details:* urgck.de/zucker

Aber wenn der Mensch so ein Bedürfnis nach Zucker hat, ist es dann nicht doch gut, Zucker zu essen?

Zucker verpackt in Obst ist nicht das gleiche wie Tafelzucker oder Limonade. In Obst kommt Zucker stets in Verbindung mit Fasern und anderen Stoffen, welche seine Verdauung regulieren. Hinzu kommen weitere Nährstoffe (Vitamine und Mineralstoffe) sowie etwas Wasser. All diese zusätzlichen Anteile wirken sättigend. Bonbons, Cola und andere Süßigkeiten bieten dies nicht und so ist die Gefahr hier größer, zu viel Zucker zu sich zu nehmen. Diese Quellen sind zudem billig und in großen Mengen verfügbar.

Warum steckt überall so viel Zucker drin?

Gerade weil der Mensch den Geschmack von Zucker sowohl bewusst als auch unterbewusst als so erstrebenswert empfindet, setzt die Industrie ihn ein, um ihre Produkte attraktiver zu machen. Doch auch der Verbraucher selbst hat sich Routinen angewöhnt, die wir unter die Lupe nehmen sollten.

Viele Nahrungsmittel erfahren heute eine zusätzliche Zuckerung, die dies nicht benötigen. Für viele Familien ist es völlig normal, Erdbeeren vor dem Verzehr reichlich mit Zucker zu bestreuen. Zucker gehört auch für viele Menschen fest zum Kaffee dazu, nicht selten drei Würfel pro Tasse – wohl weil das Getränk für sie sonst unerträglich wäre. So findet Zucker oftmals nicht nur als Geschmacksoptimierer Verwendung, sondern als grundlegender Gemacksmacher.

Um auf Zucker zu verzichten, ist der erste Schritt also, zu analysieren, wo und wann man ihn überhaupt verzehrt. Warum zuckere ich die Erdbeeren? Schmecken sie ohne Zucker nicht? Warum esse ich sie dann überhaupt? Könnte ich dann nicht direkt den Zucker löffelweise essen? Sollte ich Erdbeeren essen, die praktisch nach nichts schmecken? Und was ist mit dem Kaffee? Muss ich ihn trinken, wenn seine Bitterkeit für mich erst mit drei Würfeln Zucker (und einer halben Tasse Milch) erträglich ist?

Wie kann ich mir den Zucker abgewöhnen?

Oft ist es die Gewohnheit, die den Griff zum Zucker verursacht. Also müssen wir diese Gewohnheiten umkehren und es uns zur Gewohnheit machen, keinen Zucker zu essen. Das geht recht einfach mit dem grundsätzlichen Entschluss, nur noch frische, echte Lebensmittel, also Gemüse, Obst, Salate, Fisch, Fleisch und Eier zu essen. Wem dies jedoch schwerfällt, für den gibt es trotzdem Hoffnung: Eine Herangehensweise in mehreren Schritten.

Schrittweise auf Zucker verzichten

Die Gewohnheiten beschränken sich nicht allein auf das Verhalten, sondern besonders auch auf den Geschmack. Wer viel Süßes gewohnt ist, für den schmeckt alles weniger Süße ungewohnt. Etwas scheint zu fehlen, es ist einfach nicht das gleiche. Dieses Gefühl muss sich ändern. Das zu erreichen ist mit etwas Entschlossenheit recht einfach und es dauert nicht lange, wenn man konsequent ist. Wichtig: Dabei geht es nicht nur um Zucker, sondern auch um alle Süßstoffe. Es geht um eine Umgewöhnung des Geschmacks und dafür sind echte Zucker genauso relevant wie Süßstoffe. Es geht um praktisch alles, was süß schmeckt. Versuchen Sie es mit folgenden 5 Schritten:

#1: Auf alle süßen Getränke verzichten, nur noch Wasser trinken

Wer täglich brav seine 2 Liter Flüssigkeit zu sich nimmt, dies jedoch in Form von Limonade, Eistee oder gesüßtem Kaffee tut, nimmt große Zuckermengen zu sich. Abgesehen von den gesundheitlichen Gefahren, die dies mit sich bringt, haben auch die Geschmacksnerven es hier mit großen Mengen süßen Materials zu tun. Das durchschnittliche Geschmacksempfinden ist daher sehr süß, wodurch auch die Sensibilität für Süßes sinkt. Das bedeutet: Wer auf süße Getränke verzichtet justiert sein Empfinden für Süßes, wird sensibler und kommt folglich mit weniger Zucker aus, um sich wohlzufühlen. Die Gewohnheit und der Geschmack ändern sich.

»*Ich kann doch nicht nur Wasser trinken!*« – wirklich nicht?

#2: Natürliche Aromen und Geschmäcker erkennen lernen

Zucker ist nicht der einzige Stoff, der süß schmeckt. Zimt zum Beispiel kann ebenfalls den Eindruck von Süße vermitteln. Und selbst so unscheinbare Lebensmittel wie Zwiebeln schmecken ein wenig süß. Auch Obst verdient Beachtung. Kommen wir zurück zu den Erdbeeren: Wonach schmecken sie eigentlich? Wussten Sie, dass einige Erdbeerfarmen jährlich oft 5-6 oder mehr verschiedene Erdbeersorten anbauen, die grundverschieden schmecken? Wer sich vom zugesetzten Zucker nicht blenden lässt, stellt dies schnell fest und weiß es zu schätzen. Denn wer die Erdbeersaison voll auskostet freut sich über die Abwechslung. Wer seine Erdbeeren nicht mehr zuckert, merkt auch, wenn diese gar nicht schmecken und kann entsprechend darauf verzichten (und Geld sparen).

Wenn Sie also durch den Wegfall des Zuckers auf Ungewohntes stoßen, konzentrieren Sie sich auf die vorhandenen Aromen und analysieren Sie diese, statt sich auf die Absenz des Zuckers zu konzentrieren. Lernen Sie so, welche Lebensmittel Sie mögen und welche nicht. Schnell werden Sie feststellen, dass auch viele moderne

Apfelsorten einfach nur süß schmecken und sonst nach gar nichts. Süße kann kein Aroma ersetzen.

#3: Die größten Zuckerquellen in der eigenen Ernährung erkennen und eliminieren

Jeder hat andere Essgewohnheiten. Einige Lebensmittel »gehören einfach dazu«, ohne dass darüber weiter nachgedacht wird. Marmeladenbrötchen zum Frühstück, ein Stück Kuchen zum Kaffee und abends die Lasagne, in deren Tomatensoße oft ebenfalls viel Zucker steckt.

Die Ernährung bleibt auch ohne Limonade sehr süß und wer sich diesen Geschmack abgewöhnen möchte, muss ermitteln, wo die wichtigsten Quellen sitzen. In diesem Fall ist der Kuchen offensichtlich. Aber auch die Marmelade (welche oft kein echtes Aroma enthält) macht es durch ihren regelmäßigen Verzehr schwierig, sich die Süße abzugewöhnen.

Arbeiten Sie sich so in Ihrer Ernährung immer weiter vor, erschmecken Sie, was alles süß ist und schauen sie ruhig auch auf die Verpackung und auf den Zuckeranteil: Sie werden sich wundern, wo überall zusätzliche Zucker enthalten sind.

#4: Auf alle übrigen zugesetzten Zucker und Süßstoffe verzichten

Schauen Sie sich die Lebensmittelverpackungen genau an, lesen Sie die Zutatenlisten: Dextrose, Glucose-Fructose-Sirup, Agavensirup, Fruchtsüße, Invertzucker, Sucrose, Saccharose und viele weitere sind einfach nur andere Worte für: Zucker!

Schnell werden Sie merken, dass es praktisch unmöglich ist, Verpacktes, Verarbeitetes oder Fertigprodukte zu kaufen, ohne dass zusätzlicher Zucker im Einkaufswagen landet.

Dies ist der letzte Schritt auf dem Weg zu einer Ernährung von nur frischem Gemüse, Obst und Tierprodukten. Er bedeutet eine weitere, praktisch vollständige Abkehr von verarbeiteten Lebensmitteln. Es ist der Urzustand der Ernährung des Menschen. Rohkost- und Steinzeiternährung funktionieren im Kern nach diesem Prinzip und es ist offenbar die einzig artgerechte Ernährung des Menschen.

#5: Stellen Sie sich vor, wie viel Zucker in den Fertigprodukten steckt

Dies sollten Sie erst nach Durchführen von Schritt #1 bis #4 tun, andernfalls fehlt Ihnen eventuell das Gefühl dafür. Wenn Sie einige Zeit geforscht haben, wie viel Zucker in Fertigprodukten steckt, ist es sehr effektiv, an der Auslage einer Bäckerei oder Konditorei vorbeizugehen und sich vorzustellen, welche Unmengen Zucker in jedem einzelnen Produkt stecken. Zumindest mir persönlich vergeht dabei in der Regel jeglicher Appetit.

Reinen Tisch machen

Wer dies zum Normalzustand seiner Ernährung gemacht hat, wird nach einiger Zeit kaum noch das Bedürfnis nach Süßkram haben. Und wenn doch? Was ist, wenn allein die Erinnerung an den Biss in ein gutes Stück Schokolade Sehnsucht hervorruft? Dann ist es sicherlich kein Weltuntergang, doch ausnahmsweise selten mal zuzugreifen. Am besten zu selbstgemachten Leckereien aus hochwertigen Zutaten, bei denen man die Süßungsmittelmengen selbst kontrollieren kann. Wichtig ist die Gewohnheit. Wichtig ist, Zucker und Süße von der *Regel* zur *Ausnahme* zu machen.

Wie lange dauert die Umstellung?

Menschen sind verschieden und nicht jeder ist gleichermaßen konsequent. In der Regel dauert eine solche Umstellung, eine Umgewöhnung nach einer vollständigen Umstellung auf nur Gemüse, Obst und frische Tierprodukte rund 2-3 Wochen. Wenn es nicht so schnell klappt, sollten Sie sich die Zeit geben und es weiter versuchen. Sie können das auf jeden Fall!

Nebenwirkungen

Eine weit verbreitete Folge dieser Umgewöhnung ist, dass Sie möglicherweise Zahnschmerzen beim Verzehr oder gar allein bei dem Gedanken an den Verzehr sehr süßer Produkte bekommen. Oftmals schmecken die ehemals geliebten Süßigkeiten oder Gebäck nach 1-2 Monaten konsequenten Verzichts gar nicht mehr. Nicht ungewöhnlich sind auch Gefühle der Abneigung oder des Ekels vor den dann als abartig süß empfundenen Produkten der Nahrungsmittelindustrie. Ich halte das für einen gesunden und sehr hilfreichen Instinkt.

Weg mit der Waage

Wer Wert auf sein Körpergewicht legt, sollte sich dennoch nicht täglich wiegen – oder zumindest dem Resultat keine große Bedeutung zukommen lassen. Das Körpergewicht unterliegt im Tagesverlauf starken Schwankungen. Und es kann keinen Aufschluss darüber geben, was die Gewichtsänderung hervorgerufen hat.

Wenn Sie am Dienstag 2kg mehr wiegen als am Montag, dann ist höchst unwahrscheinlich, dass dies auf ein Mehr an Körperfett zurückzuführen ist. Sie könnten zum Beispiel mehr getrunken oder durch hohen Salz- oder Zuckerverzehr mehr Wasser eingelagert haben. Sie könnten viel trainiert und Muskelmasse aufgebaut haben, die ebenfalls zu einer Gewichtszunahme beiträgt. Und das gleiche gilt umgekehrt: Nicht jede Gewichtsabnahme ist auf einen Abbau von Körperfett zurückzuführen.

Eine Personenwaage kann bestenfalls Auskunft über eine Tendenz geben. Am Ende zählt Ihr Gefühl: Aussehen, Gefühl und Leistung können allein Sie selbst beurteilen. Wenn die Hose lockerer sitzt, Sie vor Energie strotzen und vielleicht sogar bessere Leistungen im sportlichen Bereich messen können, ist alles in Ordnung – auch wenn Sie vielleicht 5kg mehr wiegen. Lassen Sie sich nicht von den Medien oder vermeintlichen »Normalgewichten« verrückt machen. Was zählt sind allein Sie selbst.

Was ist das Problem mit der Milch?

Milch bietet Vorteile und Nachteile. Wir wissen nicht alles über Milch. Und nichts wissen wir definitiv. Nur: Der Mensch braucht zum Überleben keine fremde Milch. Wir können also verzichten. Zugleich zeigen die vielen Variablen, dass ein pauschaler Verzicht nicht unbedingt zielführend ist. Menschen sind verschieden und somit auch ihre individuellen Verträglichkeiten und Vorlieben.

Jeder sollte selbst ausprobieren, welche Probleme auf ihn zutreffen, sich jedoch auch über das allgemeine Schadpotential der Milch informieren. Wer Milch nicht verträgt, der verzichtet am besten. Wer sich nicht sicher ist, verzichtet wohl am besten auch und sei es nur, um es auszuprobieren. Es schadet kaum.

Meine Erfahrungen: Für mich selbst und viele andere gilt, dass Milch und Milchprodukte dem Abnehmen im Weg stehen. Milch stimuliert das Wachstum - sie macht kleine Säugetiere groß und kann auf verschiedenen Wegen zur Gewichtszunahme führen. *Mehr Details:* urgck.de/milch

Wie kann ich von regionaler Ernährung profitieren?

Regionale Ernährung bietet eine ganze Reihe von Vorteilen. Und diese betreffen nicht weniger als alle Bereiche des Alltags.

Lebensmittelqualität, Preise und Gesundheit
Der Kauf regionaler Ware bedeutet kurze Wege. Kurze Wege zwischen Produktion und Zielort ermöglichen neben der Ernte zum optimalen Reifezeitpunkt einen geringen Qualitätsverlust. Mehr Nährstoffe bleiben erhalten, die Ware ist frischer, schmeckt besser und hält beim Käufer gegebenenfalls länger. Mehr Nährstoffe ermöglichen eine gesündere, reichhaltigere Ernährung. Kurze Wege und wenige Mittelsmänner ermöglichen auch niedrigere Preise. Hohe Transportkosten entfallen, Lager bleiben klein. Es bleibt weniger Geld beim Händler und mehr beim Produzenten, welcher wiederum mehr Spielraum hat, in die Qualität zu investieren. Bei weniger Zwischenhändlern kann der Verbraucher so für das gleiche Geld höhere Qualität erhalten.

Ökonomie
Ein Großteil jedes Cents, den Sie im Supermarkt ausgeben, landet in der Kasse eines international agierenden Konzerns in einem anderen Land. Das Geld verschwindet aus ihrer Region. Kaufen Sie hingegen bei regionalen Erzeugern bleibt das Geld in der Region und kann reinvestiert werden. Regionale Ernährung stärkt so neben kleinen Erzeugern die gesamte Kommune und Region.

Soziale Auswirkungen, Transparenz und Sicherheit
Regionale Ernährung ermöglicht eine transparente Nahrungskette: Der Verbaucher kann den Erzeuger persönlich kennenlernen. Dies ist keine Garantie, jedoch eine Voraussetzung für persönliche Verantwortung und Gewissenhaftigkeit. Wenn die amtlichen Prüfer abgezogen sind, kann der Milchviehwirt noch immer in den Milchtank spucken. Lernt er seine Käufer kennen und schätzen, wird er dies jedoch nicht wollen.

Neben den verbesserten wirtschaftlichen Bedingungen für den Erzeuger ermöglicht auch die erhöhte Transparenz bessere soziale Verhältnisse. Verbraucher haben direkten Einblick in Arbeitsbedingungen und können durch ihre Kaufentscheidungen unmittelbar Einfluss nehmen. Und teilweise ermöglicht regionale Ernährung überhaupt erst das Überleben kleinerer Landwirte oder gar die Entstehung einer lokalen Nahrungskette.

Ökologie und Umwelt
Kürzere Transportwege bedeuten weniger Umweltbelastung durch Verbrennung fossiler Brennstoffe. Der Kauf regionaler Produkte gestattet darüber hinaus durch die damit verbundene Transparenz eine Einflussnahme des Verbrauchers auf die

Erzeugungsmethoden. Der verringerte Preisdruck ermöglicht ökologisch verträgliche Produktionsmethoden, was sich sowohl bei pflanzlichen als auch tierischen Produkten signifikant auswirkt. Und das gleichermaßen auf die Qualität der Produkte wie auf deren ökologischen Fußabdruck.

Kultur und Esskultur

Erst regionale Ernährung ermöglicht den persönlichen Kontakt zwischen Verbrauchern und Erzeugern, fördert den Austausch, das gegenseitige Verständnis der täglichen Herausforderungen und Bedürfnisse. Aus diesem persönlichen Kontakt kann eine gemeinsame Kultur der Wertschätzung erwachsen. Wertschätzung echter Lebensmittel und echten Handwerks.

Diese Wertschätzung wiederum kann den Verbraucher ermutigen, wieder mehr Acht zu geben beim Kauf von Lebensmitteln. Acht zu geben auf seine eigene Ernährung, sich bewusster und gesünder zu ernähren. Diese Achtsamkeit erhebt Lebensmittel und verleiht ihnen zusätzlich emotionalen Wert.

Das Essen wird im Optimalfall zum Gespräch und fördert soziale Kontakte, verlagert sich wieder weg vom stillen Kämmerlein, vom Fernseher hin zum Esstisch und zum gemeinsamen Genuss. Regionale Ernährung kann so dem Essen den Stellenwert verleihen, den es als Grundlage des Lebens verdient.

Aber ist regionale Ernährung nicht eintönig? Ist die Auswahl nicht viel zu gering?

Regionale Ernährung ist zwar mit Beschränkungen verbunden, doch dies bedeutet keinen Verzicht auf Vielfalt, keine Einschränkung. Zu jedem Zeitpunkt des Jahres sind verschiedenste Produkte frisch oder als Lagerware erhältlich.

Darüber hinaus fördert diese Art des Einkaufens gerade die Vielfalt: Statt das ganze Jahr über nur die gewohnten Tomaten zu kaufen, stehen nun je nach Saison andere Gemüse auf dem Einkaufszettel. Dies fördert eine abwechslungsreiche Ernährung. Und es fördert und fordert Kreativität bei der Zubereitung. Sowohl um aus den gleichen Zutaten unterschiedliche Mahlzeiten zu bereiten, als auch um zu lernen, die ständig wechselnden Gemüsesorten schmackhaft zu verarbeiten.

Darf ich dann nie wieder xyz essen?

Ernährung kann schnell zur Religion geraten, doch Dogmen sind selten hilfreich. Begriffe wie dürfen, erlauben und konform sind kaum angebracht, gerade wenn es um etwas so Persönliches und Intimes wie die Ernährung geht. Wichtig ist zunächst die Auseinandersetzung mit der Thematik, die Beschäftigung mit dem eigenen Essen.

Danach kann und sollte jeder selbst entscheiden, welches Konzept er inwieweit umsetzt.

Darf man also bei regionaler Ernährung keine Kokosmilch mehr trinken? Es stimmt, dass Kokosmilch praktisch im gesamten deutschen Sprachraum ein Importprodukt und keinesfalls regional ist. Aber wie groß ist der Anteil der Kokosmilch an der Ernährung? Ersetzt sie praktisch alle anderen Getränke und verdrängt so möglicherweise lokale Getränke vom Einkaufszettel? Oder ist sie einfach nur eine gelegentliche Dreingabe, etwas Besonderes, eine Art Gewürz? Wie groß ist in letzterem Fall die Auswirkung in den oben genannten Bereichen?

Ich möchte meine Ernährung auf regionale Produkte umstellen. Bislang kaufe ich alles im Supermarkt. Wo fange ich an?

Wer seine Ernährung auf regionale Produkte umstellen möchte, könnte zunächst seinen aktuellen Einkaufszettel prüfen und schauen, welche der Produkte direkt von regionalen Erzeugern erhältlich sind. Solche Erzeuger findet man in der Regel auf nahegelegenen Wochenmärkten. Dort treiben sich allerdings oft auch reine Händler herum, die letztlich nichts anderes als Supermarktware anbieten. Wichtig ist das Stichwort »aus eigener Erzeugung«. Oft handelt es sich dabei um Bio-Erzeuger, einige davon haben auch die Ware ihrer etwas weiter entfernten Kollegen im Programm. Eine weitere Anlaufstelle wären Hofläden oder Landwirtschaftsgemeinschaftshöfe. Mehr dazu in den weiterführenden Informationen weiter unten.

Wer auf diese Weise die regional verfügbare Ware prüft, wird schnell feststellen, welche Lebensmittel es aktuell gibt, die der Supermarkt gar nicht anbietet. So kann langsam ein Austausch der gewohnten, oft nicht-saisonalen Ware gegen das regionale (und somit saisonale) Angebot stattfinden.

Der so begonnene Weg der Umstellung führt sich meist von selbst weiter, denn die Begeisterung für persönliche Lebensmittel lässt selten lange auf sich warten und alle übrigen Schritte fallen immer leichter. Mit jedem geknüpften Kontakt wächst Ihr Netzwerk und schnell sind alle Geheimtipps bezüglich der Erzeuger ausgetauscht.

Fazit

Es gibt viele Gründe, sich regional zu ernähren. Ob nun qualitativ, sozial, ökonomisch, ökologisch oder kulturell: Die Argumente sind schlagkräftig. Die Beschränkung auf regionale Lebensmittel muss keine Einschränkung sein. Vielmehr ist sie in vielerlei Hinsicht eine Bereicherung, auch gesundheitlich und kulinarisch.

Muss ich Bio-Lebensmittel kaufen?

Nein. Bio-Pflanzenprodukte haben in der Regel den Vorteil, dass Sie potentiell mit weniger Schadstoffen belastet sind und möglicherweise in der Produktion die Umwelt weniger belasten. Dies bedeutet nicht, dass Ware ohne Bio-Siegel grundsätzlich stark belastet oder qualitativ schlechter wäre. Das gilt umso mehr für Tierprodukte. Leider leben auch Tiere in vielen Bio-Betrieben unter unwürdigen Umständen. Das Bio-Siegel ist eine gute Idee, deren Umsetzung in der Praxis leider dem Gedanken nicht gerecht wird. Wesentlich wichtiger und effektiver als ein Bio-Siegel sind Produkte aus regionaler Erzeugung, so wie weiter oben beschrieben.

In der Regel sind im Supermarkt die Bio-Produkte die bessere Wahl gegenüber den Produkten aus konventioneller Erzeugung. Doch noch besser ist in der Regel die Ware, die nicht im Supermarkt, sondern direkt vom Erzeuger zum Beispiel auf dem Wochenmarkt angeboten wird.

Checkliste Kapitel 4 - Tipps

☑ Nicht nach dürfen, können und müssen fragen, sondern selbst entscheiden und Verantwortung übernehmen.

☑ Ein klares Ziel setzen, es herunterbrechen und schrittweise darauf hin arbeiten.

☑ Süßkram aus dem Haus verbannen und nicht mehr kaufen.

☑ Regional produzierte Lebensmittel bevorzugen.

☑ Die Waage wegwerfen.

☑ Intelligent zwischen Produkten mit und ohne Biosiegel wählen.

5. Häufige Fragen

Fragen zum 30-Tage-Programm

Warum sollte man das tun?

Es gibt viele Lebensmittel, die gesundheitliche Probleme verursachen können. Durch diese Herangehensweise werden die häufigsten Problemquellen vollständig vom Speiseplan gestrichen. Damit verschwinden auch die verursachten Störungen. Es ist hinsichtlich der Zusammenstellung eine Art kleinster gemeinsamer Nenner.

Der feste Rahmen – 30 Tage und einfache, klare Regeln – hilft vielen Menschen, indem er ihnen viele relevante Entscheidungen abnimmt und einen vollständigen Plan bietet: Das Konzept erfordert kein Verständnis der Hintergründe, der Stoffwechselabläufe und keine weiteren Entscheidungen.

Wiedergeburt in 30 Tagen ist generell ein solides Konzept für jeden, der sich für die Effekte einer umfassenden Ernährungsumstellung interessiert. Besonders eignet sich dieser Ansatz auch für Menschen, die nur begrenzten Willen zu einer Ernährungsumstellung haben. Vielleicht weil sie von früheren, fehlgeschlagenen Experimenten frustriert sind und sich nun klare Anweisungen und sichtbare Erfolge wünschen. Wie effektiv dies funktioniert, zeigen auch die immer wieder von den Urgeschmack-Lesern eingesandten Erfolgsgeschichten: urgck.de/erfolg

Eine Wunderdiät?

Wiedergeburt in 30 Tagen oder die anderen, weiter unten genannten Bezeichnungen sind lediglich griffige Titel, die (oft erfolgreich) zum Mitmachen animieren. Es ist keine Wunderdiät, sondern liegt zu 100% in den Händen des Anwenders. Und: Es ist nur eine Herangehensweise von vielen. Ein stückweises, stetiges Herantasten zum Beispiel nach den Urgeschmack-Empfehlungen kann ebenso wirksam sein. Wiedergeburt in 30 Tagen zeigt in der Regel drastischere Wirkungen und nutzt den Wow-Effekt zur Motivation.

Warum 30 Tage?

30 Tage sind nicht einfach nur ein griffiger Zeitraum. 30 Tage geben dem Körper genügend Zeit, sein Verdauungssystem, also etwaige Enzyme und die Darmflora, auf die veränderte Ernährung umzustellen und so überhaupt erst von ihr zu profitieren.

Ein Monat ist ebenfalls hinreichend Zeit, um das Geschmacksempfinden anzupassen. Das Gefühl für Salz, Fettgehalt, Aromatiefe, Süßeempfinden ändert sich nicht von Heute auf Morgen. Genau diese Änderung ist jedoch nötig, um die Umsetzbarkeit einer Ernährungsumstellung wirklich beurteilen zu können.

In vier Wochen lassen sich darüber hinaus bereits Gewohnheiten bilden und verändern. So wie der tägliche, gewohnheitsmäßige Griff zum Schokoriegel nach dem Mittagessen – weil man es eben immer so macht. Auch Essen aus Langeweile oder Frust lässt sich so beenden. Zu den neuen Gewohnheiten könnte gehören, langsamer und ruhiger zu essen, frische Lebensmittel zu verwenden, stets Wasser zu trinken oder generell mehr auf das jeweilige Hungergefühl zu achten.

Kurzum, es gibt viele praktische Gründe für die Wahl gerade dieses Zeitraums – auch psychologische. So sind 30 Tage als Zeithorizont noch überschaubar für viele, die womöglich eingeschüchtert sind von dem Gedanken an so ein Vorhaben. Zugleich reichen die 30 Tage aus, um am Ende das gute Gefühl zu haben, es wirklich ernsthaft umgesetzt zu haben und ein fundiertes Urteil fällen zu können.

Ist das nicht umheimlich schwierig?

Das ist eine Frage der Perspektive. Schwierig ist der Kampf gegen eine Krebserkrankung oder das Leben nach einer Beinamputation. Etwas nicht zu tun (in diesem Fall: Schrott essen) wirkt im Vergleich dazu wesentlich einfacher.

Zweifelsohne gibt es Lebensmittel, die einzelne Menschen so glücklich machen, dass ihnen ein Verzicht schwer fällt: Zuckerhaltiges, Schokolade oder Milchprodukte zum Beispiel. Diese Dinge wirken teils wie Drogen auf den Menschen und können so sein Verhalten beeinflussen.

Doch wer es wirklich ernst meint, für den sollte dies nur eine kleine Hürde sein. Alternativen zu diesen Verführungen gibt es reichlich und es ist – bei entsprechender Selbstverpflichtung – durchaus möglich, diese Fallen zu umschiffen. Genauso gelingt es Menschen immer wieder, auch das Rauchen aufzugeben oder auf andere Drogen wie Alkohol vollständig zu verzichten. Menschen meistern täglich ganz andere Herausforderungen als eine einfache Ernährungsumstellung. Am Ende gilt: Wer etwas möchte, muss dafür etwas tun.

Immer wieder zeigt sich in diesen Fällen, dass es tatsächlich sehr einfach ist: Entweder, man möchte es wirklich und dann tut man es einfach. Oder man möchte es eigentlich nicht, vielleicht weil es Arbeit (an sich selbst) erfordert. Dann macht man es nicht. Oder nicht konsequent. Letztlich ist es eine Frage der inneren Einstellung.

Kein Getreide, keine Milchprodukte, keine Zusatzstoffe… was soll ich denn dann essen?

Viel frisches Gemüse, Fleisch, Fisch, Eier, Obst, vielleicht ein paar Nüsse und Samen. Alles aus möglichst sorgfältiger Erzeugung, das heißt: Saisonales Gemüse aus der Region, Tierprodukte aus artgerechter Haltung. Ab Seite 18 finden Sie zahlreiche Beispielrezepte für eine Woche.

Geht das auch vegetarisch?

Ja. Relevant für diese Frage ist die Eiweißversorgung, die unbedingt in ausreichendem Maß stattfinden muss. In der Regel liefern Tierprodukte das höherwertige Eiweiß. Pesci-Vegetariern steht Fisch offen, danach sind die besten Quellen in dieser Reihenfolge:

- Eier
- Joghurt
- Hanf
- Quinoa
- Grünes Blattgemüse
- Kartoffeln
- Miso, Tempeh, Natto

Durch die Hinzunahme von Milchprodukten können Kompromisse nötig werden.

Ähnliche Programme und Varianten

Im Detail kann diese Herangehensweise sehr verschieden aussehen, Programme wie *Whole30* oder die *30-Day-Paleo-Challenge* (dt. etwa *30-Tage-Paleo-Herausforderung*) haben jedoch in der Regel wichtige – und sinnvolle – Gemeinsamkeiten: Etwa den Verzicht auf Getreide und Hülsenfrüchte, Zucker, Milchprodukte, Pflanzenfette und synthetische Zusatzstoffe sowie Alkhol. Es verbleiben meist Gemüse und Obst, Fisch und Fleisch, Eier, sowie Nüsse in der Ernährung.

Modifikationen dieser Protokolle weiten den Verzicht auf mehr potentielle Allergene aus wie Nachtschattengewächse (darunter Tomaten, Paprika, Kartoffeln), Eier oder auch Schweinefleisch. Sinnvoll ist dies bei spezifischen oder teils auch unerklärlichen Beschwerden, Erkrankungen und Unverträglichkeiten.

Weitere Fragen

Meine Gewichtsabnahme stagniert. Warum?

Es gibt mehrere Möglichkeiten, warum das Gewicht stagnieren kann. Es ist nicht ungewöhnlich, dass es beim Abnehmen häufiger mal längere Plateauphasen gibt. Der Mensch ist keine einfache Maschine und er funktioniert nicht linear. In diesen Fällen ist einfach Geduld angebracht.

Eine weitere häufige Ursache ist das Erreichen einer Art Gewohnheitsgewicht. Der Körper erreicht einen Körperfettanteil, mit dem er sich wohlfühlt, der für ihn natürlich ist. Dieser kann manchmal oberhalb dessen liegen, was Sie sich vorstellen oder auch nachhaltig gesund ist. Es ist möglich, diesen Punkt zu verändern und in der Regel gelingt dies mit Hilfe sportlicher Betätigung und gelegentlichem Kurzzeitfasten.

Mit dieser Ernährung nehme ich zu. Woran liegt das?

Das Körpergewicht setzt sich nicht nur aus Fett zusammen, sondern beinhaltet neben den Organen auch Muskeln und Knochen sowie den Mageninhalt und gegebenenfalls eingelagertes Wasser. Muskeln können wachsen, sie wiegen mehr als Fett. Milchprodukte können bei vielen Menschen zu Wassereinlagerungen führen.

Wenn Sie sich vollständig an die genannten Empfehlungen halten, ist eine Zunahme von Körperfett unwahrscheinlich. Eine Veränderung um wenige kg hingegen ist stets normal und fällt unter die natürlichen, teils täglichen Schwankungen des Körpers.

Seit meiner Ernährungsumstellung fühle ich mich schlapp. Woran liegt das?

Wenn Sie auf Zucker, Getreide und andere Stärkequellen verzichten, nehmen sie automatisch weniger Kohlenhydrate zu sich. Abhängig davon, wie Sie sich vorher ernährt haben, muss sich ihr Körper nun auf die geänderten Verhältnisse einstellen.

Dies kann bis zu zwei Wochen dauern und ist ganz normal. Dieses Phänomen ist auch als »LowCarb Flu« bekannt (dt. etwa »Wenig-Kohlenhydrate-Grippe«).

Wie viel soll ich essen?

Wenn Sie sich konsequent und vollständig an die Empfehlungen aus diesem Buch halten, sollte ihr Körper Ihnen von selbst korrekt mitteilen, wann er satt ist und wann er mehr Energie benötigt. Wer zu viel isst, wird dick. Doch das Hungergefühl wird direkt nicht nur durch die Menge, sondern auch die Art der verzehrten Lebensmittel beeinflusst. Wer sich gesund ernährt, hilft seinem Körper beim Erhalt eines intakten Hungergefühls. Tendenziell sorgen Eiweiße und Fette eher für Sättigung, während ein Übermaß an Kohlenhydraten (z.B. Zucker) durch starke Blutzuckerschwankungen zu mehr Hunger führen kann.

Ist dies die beste, die einzig wahre Ernährung?

Natürlich nicht. Was ganzheitlich betrachtet das Beste und das einzig Wahre ist, kann bestenfalls jeder einzelne für sich selbst entscheiden und dies streng genommen auch nur für einen fixen Zeitraum. Ich wiederhole: Es handelt sich hier um eine Art kleinsten gemeinsamen Nenner, einen Plan zum Erreichen spezifischer Ziele. Und zwangsläufig ist dies eine starke Vereinfachung der Ernährungsphysiologie. Das macht das Programm auf so breiter Ebene effektiv und hilfreich.

Gleichzeitig ist aber jedem Teilnehmer weiterhin das Nachdenken erlaubt. Nach den 30 Tagen hört das Leben nicht auf und jeder Einzelne sollte sich fragen, ob diese Ernährung das richtige für ihn ist, ob ihm die Erfolge etwas bedeuten. Oder auch ob er eventuell auf weitere Lebensmittel verzichten oder gar andere wieder auf seinen Speiseplan setzen möchte. Vielleicht auch nur gelegentlich.

Gibt es dafür eine Einkaufsliste?

Ja. Eine Solche Liste finden Sie auf Seite 32.

Gibt es noch mehr Websites zu diesem Thema?

Ja. Neben urgeschmack.de finden Sie auch bei Constantin von paleosophie.de und zum bei Mark Sisson von marksdailyapple.com regelmäßig sehr hilfreiche Tipps. Auch empfehlenswert ist Sascha Fasts improvedeating.com/de.

Weitere Urgeschmack-Bücher

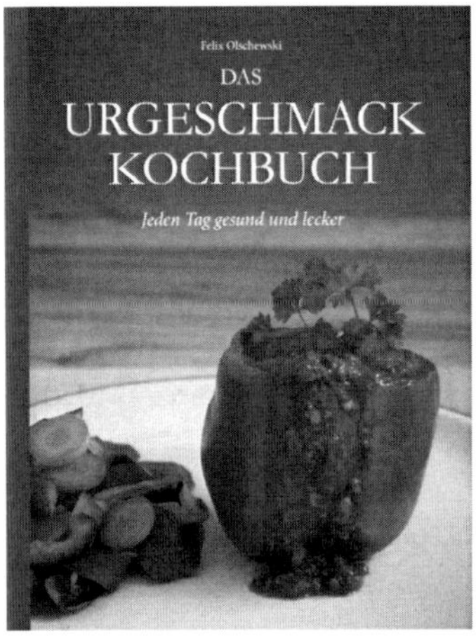

Das Urgeschmack-Kochbuch:
Jeden Tag gesund und lecker
ISBN 978-3-8423-7726-4

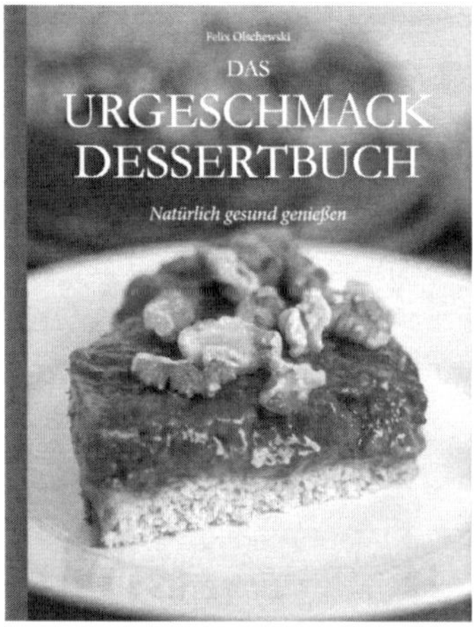

Das Urgeschmack-Dessertbuch:
Natürlich gesund genießen
ISBN 978-3-8482-0621-6

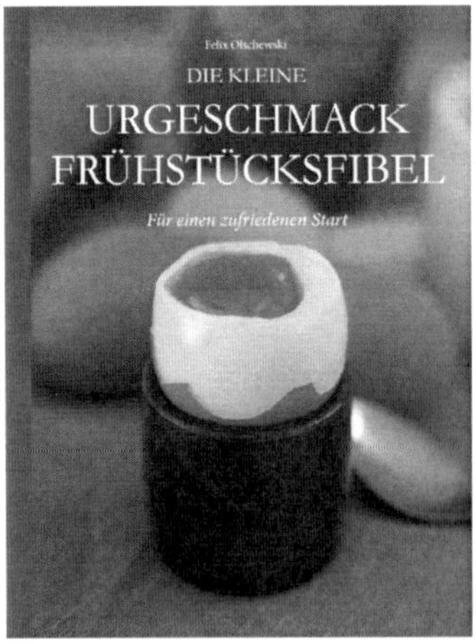

Die kleine Urgeschmach-Frühstücksfibel:
Für einen zufriendenen Start
ISBN 978-3-7322-3005-1